DU
CHOCOLAT,
DE SA FABRICATION,

DES MOYENS DE RECONNAITRE SA FALSIFICATION, ET DE SES PROPRIÉTÉS ALIMENTAIRES ET MÉDICALES;

Par P. H. BOUTIGNY,
PHARMACIEN A ÉVREUX (EURE).

Dépôt de Chocolats de la fabrique de l'auteur, à

chez

DU CHOCOLAT.

L'ÉTYMOLOGIE du mot chocolat est obscure, aussi ne nous y arrêterons-nous point. On dit qu'il vient du mot Mexicain *choco*, qui veut dire son ou bruit; et de *latté*, eau, parce que les Mexicains le faisaient mousser dans l'eau chaude.

L'usage du chocolat, dans l'ancien monde, date du 16.e siècle; ce fut en Espagne qu'il commença d'abord, d'où il se répandit ensuite dans le reste de l'Europe; mais on ignore à quelle époque les Américains commencèrent à l'employer. On sait seulement que les Espagnols le trouvèrent en usage au Mexique vers l'an 1520.

Nous n'examinerons point, avec le cardinal *Brancaccio*, si le chocolat à l'eau rompt le jeûne. Un pareil sujet n'est point de notre compétence, et nous savons de reste que ce serait *incedere per ignes*... Nous ne nous occuperons que des substances qui entrent dans la composition de cette pâte, de la manière de la préparer, des moyens que l'on doit employer pour reconnaître sa falsification, enfin de ses propriétés alimentaires et médicales.

Le cacao, qui fait la base du chocolat, et qui

constitue à lui seul le *chocolat sans sucre*, est produit par un arbre peu élevé de l'Amérique méridionale, nommé *Theobroma* cacao*, et rangé par les botanistes dans la polyadelphie pentandrie de Linnée, et dans la famille des Malvacées de Jussieu. Le fruit de cet arbre a la forme d'un concombre, et est rempli d'une pulpe blanchâtre, au milieu de laquelle se trouve une trentaine de semences amygdaléiformes. Ces semences sont connues dans le commerce sous le nom de cacao. Pour les obtenir, on écrase le fruit qui les contient, et on le laisse fermenter pendant quelque tems; ensuite on les fait sécher ou bien on les *terre*. Cette opération consiste à les enfouir pendant quelques semaines, pour leur faire perdre leur âcreté.

On connaît sept ou huit espèces de cacao : le Caraque, le Guayaquil, le Maragnan, le Surinam, le Berbiche, etc., etc.; mais, à vrai dire, il n'y en a que trois qui soient bien distinctes; savoir : le cacao Caraque, qui nous vient de la province de Nicaragua, dans la Nouvelle Espagne, ou de Caraccas, ville et port du Pérou, sur l'Océan Pacifique; le cacao Maragnan, qui nous est fourni par le commerce Brésilien, et le cacao des Iles, qui nous vient des Antilles.

---

(1) Du Grec, *Theos*, Dieu; et de *Brôma*, aliment, aliment des Dieux.

Tout le monde connaît le sucre. Nous ne dirons rien des procédés que l'on emploie pour son extraction, ni des opérations nombreuses qu'on lui fait subir pour l'amener à l'état de blancheur que nous admirons lorsqu'on le sert sur nos tables ; cela nous mènerait trop loin. Nous dirons seulement que la plante qui le fournit, appelée vulgairement canne à sucre, est le *saccharum officinarum L.*, de la triandrie digynie et de la famille des graminées. On la croît originaire de la Chine, mais elle a été naturalisée à St.-Domingue, par *Pierre d'Arrença*; d'où elle s'est répandue dans l'Amérique méridionale. Passé le 38.e degré de latitude, le suc de la canne n'est plus sucré.

Si au sucre et au cacao, nous ajoutons la vanille (*epidendrum vanilla*) : la canelle (*lauras cinnamomum*), le girofle (*caryophillus aromaticus*), et l'ambre gris (*ambarum cineritium*), nous aurons, ou à peu près, la liste de toutes les substances qui servent à la confection du bon chocolat.

Nous avons omis le salep, le tapioka, l'arrow-root, le lichen, et une foule d'autres substances qu'un grand nombre de chocolatiers ajoutent à cette pâte ; non que ces substances soient malfaisantes, ni que nous blâmions ces sortes de mélanges, mais parce qu'elles sont étrangères au chocolat. Du reste, nous savons fort bien que l'on peut faire autant d'espèces de chocolats, qu'il y a d'espèces de médicamens; et nous pensons qu'il ne serait point plus ridicule de faire du chocolat au *kinkina* ou à la *rhubarbe*, qu'au lichen. N'a-t-on pas vanté dans ces derniers tems, les pastilles de chocolat au *chlorure de chaux*?

Ainsi, nous n'imiterons point une foule de personnes, qui ne peuvent parler de leurs produits sans blâmer outre-mesure ceux de leurs confrères, en leur prodiguant les épithètes les plus injurieuses, croyant par-là, parvenir aisément à tromper le public sur le vrai motif de leur courroux. Mais le public, dont la raison éclairée ne se laisse point prendre à un pareil piége, répond sans cesse à chacun d'eux : *Vous êtes orfèvre, M. Josse.* Nous le répétons, nous ne les imiterons pas. Nous tâchons, nous, d'atteindre la perfection; nous faisons le mieux qu'il nous est possible, et nous laissons faire et dire les autres comme bien ils l'entendent. Nous disons aux consommateurs : *Goûtez et jugez*; car c'est à eux, et à eux seuls qu'appartient le droit de statuer sur la valeur des produits qu'ils consomment, et c'est à eux que j'en appèle.

On rencontre quelquefois des gens qui blâment sans avoir goûté, ni même vu. Le chocolat de M. un tel ne vaut rien. — En avez-vous souvent mangé? — Jamais, mais ma cuisinière m'a dit que son cousin en avait fait usage une fois, et qu'il l'avait trouvé détestable. Cela rappèle ce matelot qui parlait, tant bien que mal, d'un combat naval, où Labourdonnaye commandait en personne. Y étiez-vous? demanda quelqu'un. — Non; mais j'ai fumé dans la pipe d'un de mes camarades qui a manqué de faire partie de l'expédition.

Maintenant que nous connaissons les élémens du chocolat, il s'agit de les combiner pour l'obtenir. Voici de quelle manière on procède ordinairement:

On torréfie, plus ou moins, le cacao dans une poêle de fer, ou dans un tambour, comme le café. Les Espagnols le torréfient beaucoup moins que les Italiens. Lorsqu'il est à demi-refroidi, on l'écrase légèrement, pour en séparer l'écorce; on le vanne, puis on le crible pour en séparer le germe, et enfin on achève de le nettoyer à la main.

La cacao Caraque est le meilleur; mais il a l'inconvénient d'être trop sec; c'est pourquoi on le mêle toujours avec une certaine quantité de cacao des Iles

Les proportions qui nous ont paru les plus convenables, sont celles-ci :

Cacao Caraque, ...	4 livres.
des Iles, ...	2
Sucre en poudre, . . .	6
Vanille id.	1 once ½
Canelle id.	1 once ½
Girofle id.	½ gros (1).

On met le cacao dans un mortier de fonte, préalablement chauffé avec de la braise ardente ; on le pile vivement, jusqu'à ce qu'il soit réduit en pâte ; on l'enlève, puis on y mêle le sucre, et on achève de le broyer sur la pierre à chocolat, avec un cylindre de fer. Vers la fin de l'opération, on y ajoute les aromates et on continue de broyer, pour obtenir un mélange dont l'homogènéité soit parfaite. Alors on le coule dans des moules, où on le laisse refroidir. Il est nécessaire que la température de la pierre à broyer soit continuellement de 60 à 70 degrés de Réaumur.

Tel est, en abrégé, le procédé généralement suivi pour la fabrication du chocolat ; mais tel n'est point le nôtre. Nous croyons le nôtre meilleur, plus expéditif, et par conséquent

---

(1) On supprime la vanille, la canelle et le girofle, lorsque l'on ne veut que du chocolat dit de Santé.

plus économique ; ce qui nous met à même de fournir le chocolat un peu au-dessous du cours. Mais ce procédé, nous ne le publierons pas en ce moment. Toutefois, nous n'en faisons point mystère, et un grand nombre de personnes pourraient, au besoin, l'attester ; car, dans plus d'une occasion, nous avons fabriqué de la glace artificielle et du chocolat *coram magnatibus et populo*.

Le chocolat bien préparé, doit se fondre entièrement dans la bouche. Celui qui craque sous la dent a été mal broyé et contient des germes de cacao. Il arrive quelquefois cependant que le sucre produit cet effet ; mais dans ce cas ce n'est point un défaut. Pour distinguer si ce craquement est dû au sucre ou au cacao, il faut en conserver un petit morceau dans la bouche pendant quelque tems, et l'agiter avec la langue pour le faire fondre. Alors, s'il craque, on peut être assuré que le cacao a été mal broyé ou mal dégermé. On reconnaît que le chocolat contient de la farine, ou de seigle, ou de pommes de terre, ou de pois, etc., par la viscosité qu'il donne à l'eau, qui se prend en gelée par le refroidissement.

Il existe d'autres ingrédiens qui servent à falsifier le chocolat ; mais le goût seul peut les faire reconnaître.

Le chocolat, selon les uns, est un aliment dangereux, que l'on doit proscrire; selon les autres, on ne saurait jamais en trop prendre. Que conclure de là? qu'il y a exagération de part et d'autre. Si l'usage du chocolat était pernicïeux, les Espagnols, qui en prennent trois ou quatre fois par jour, devraient être tous malades; et chacun sait qu'il n'en est point ainsi, ou que s'ils sont atteints d'une maladie incurable, elle n'est point occasionnée par l'usage, ou mieux, par l'abus du chocolat. Au reste, nous allons laisser parler sur les propriétés de cet aliment, le plus spirituel auteur qui ait jamais écrit sur la gastronomie, *Briat-Savarin*. Cet auteur dit « que le chocolat préparé avec » soin, est un aliment aussi salutaire qu'a- » gréable; qu'il est nourrissant, de facile » digestion; qu'il n'a pas pour la beauté les » inconvéniens que l'on reproche au café, » dont il est au contraire le remède; qu'il est » très-convenable aux personnes qui se livrent » à une grande contention d'esprit, aux tra- » vaux de la chaire ou du barreau, et surtout » aux voyageurs; qu'enfin il convient aux esto- » macs les plus faibles; qu'on en a de bons » effets dans les maladies chroniques, et qu'il » devient la dernière ressource dans les affec- » tions du pylore. »

« Ces diverses propriétés, le chocolat les doit
» à ce que n'étant, à vrai dire, qu'un *eleo-saccharum*, il est peu de substances qui contiennent, à volume égal, plus de particules
» alimentaires, ce qui fait qu'il s'animalise en
» entier. »

CHOCOLAT A L'AMBRE, dit DES AFFLIGÉS.

Prix : 12 fr. la livre.

C'est encore à Briat-Savarin que nous allons emprunter ce que nous avons à dire sur le chocolat à l'ambre qu'il a inventé :

« Que tout homme qui aura bu quelques
» traits de trop à la coupe de la volupté ; que
» tout homme qui aura passé à travailler une
» portion notable du tems qu'on doit employer
» à dormir ; que tout homme d'esprit qui se
» sentira temporairement devenu bête ; que tout
» homme qui trouvera l'air humide, le tems
» long et l'atmosphère difficile à porter ; que
» tout homme qui sera tourmenté d'une idée
» fixe, qui lui ôtera la liberté de penser ; que
» tous ceux-là, disons-nous, s'administrent un
» bon demi-litre de chocolat ambré, à raison
» de soixante à soixante-douze grains d'ambre

» par demi kilogramme, et ils verront mer-
» veilles. »

Lorsque l'on veut faire usage du chocolat, de quelque espèce qu'il soit, voici comme on doit s'y prendre pour le préparer :

On en prend une once et demie environ (on se garde bien de le broyer ou de le râcler, ainsi que cela se pratique ordinairement) ; on le fait fondre à une douce chaleur, dans une petite quantité d'eau, en agitant continuellement, soit avec une cuiller de bois, soit avec un moussoir ; lorsqu'il est fondu, on y ajoute la quantité d'eau ou de lait nécessaire pour un bowl, et on sert chaud. Quelques personnes sont dans l'habitude de le faire mousser : c'est une pratique que nous approuvons beaucoup ; le chocolat en est meilleur et plus facile à digérer.

CHOCOLAT A L'EXTRAIT DE CAFÉ.

Prix : 5 fr. la livre.

Ce chocolat est un aliment aussi agréable que facile à digérer, ce qui le rend précieux aux personnes délicates dont l'estomac demande à être légèrement stimulé.

Il se prépare comme les autres chocolats, soit au lait, soit à l'eau.

Chaque paquet porte l'empreinte de mon cachet et ma signature manuscrite.

CHOCOLAT A LA VANILLE.

Prix : 5 fr. la livre.

Cette espèce est la meilleure après celle qui précède.

CHOCOLAT ANTI-PHLOGISTIQUE.

Prix : 4 fr. la livre.

Ce chocolat convient particulièrement aux convalescens et aux personnes qui ont eu des maladies inflammatoires : il n'est point stimulant comme la plupart des autres chocolats. Chaque paquet d'une livre porte ma signature.

CHOCOLAT DE SANTÉ, AROMATISÉ.

o qualité. *Prix : 4 fr. la livre.*

Il a toutes les propriétés du bon chocolat.

CHOCOLAT DE SANTÉ, AROMATISÉ.

1.re qualité. *Prix : 3 fr. la livre.*

Mêmes propriétés que le précédent.

CHOCOLAT DE SANTÉ, PROPREMENT DIT.

2.e qualité. *Prix : 2 fr. 40 c. la livre.*

Mêmes propriétés, mais à un moindre degré.

CHOCOLATS DE SANTÉ.

Troisième qualité, à 2 fr. la livre, et 4.e qualité à 1 fr. 60 c.

SIROP DE CACAO,

OU CHOCOLAT LIQUIDE.

Ce sirop a les propriétés du chocolat de santé aromatisé, mais il est plus commode pour les personnes qui ont beaucoup d'occupation, et pour les voyageurs. Trois cuillerées de ce sirop, délayées dans une tasse de lait ou d'eau bouillante, font sur-le-champ une tasse de bon chocolat. Chaque fois que l'on en fait usage, il faut agiter fortement la bouteille qui le contient.

C'est à M. le professeur Chaussier que nous devons cette préparation.

PRIX : la bouteille. . . . . . 1 fr. 60 c.
la demi-bouteille. . . » 90

Je crois devoir annoncer aux personnes qui m'honorent de leur confiance, que je suis en mesure pour préparer tous les chocolats imaginables. Ainsi, elles n'auront qu'à commander, et, dans l'espace de vingt-quatre heures, elles seront satisfaites. Il n'est point inutile que j'ajoute que tous les soins possibles sont apportés à cette partie de mon établissement, et que je ferai toujours tous mes efforts pour mériter de plus en plus les témoignages d'intérêt qui m'ont été donnés jusqu'à ce jour. Enfin, je recevrai avec reconnaissance toutes les observations qui me seront faites, et qui tendront à la perfection de mon art, persuadé que pour ne point rétrograder, il faut sans cesse aller en avant : celui qui s'arrête est tout près de reculer.

FIN.

Evreux, de l'Imprimerie d'ANCELLE fils.

www.ingramcontent.com/pod-product-compliance
Lightning Source LLC
LaVergne TN
LVHW050518160826
845677LV00003B/1199